CANCER DE LA VESSIE

Le manuel ultime de survie des patients

Par

Angel B. Maurice

Table des matières

Introduction

Des millions de personnes dans le monde sont confrontées à un ennemi redoutable : le cancer de la vessie. La vessie est un organe creux qui stocke l'urine jusqu'à ce qu'elle soit expulsée du corps. Sa muqueuse peut être infectée par cette maladie complexe. Même si le cancer de la vessie ne fait pas l'objet d'autant de presse que d'autres tumeurs malignes, il a néanmoins un impact significatif et présente des obstacles considérables.

Le but de ce livre est de servir de ressource complète pour en apprendre davantage sur le cancer de la vessie et y faire face. Cette ressource est destinée à fournir à toute personne ayant des connaissances sur le cancer de la vessie, que vous soyez un nouveau patient, un soignant, un proche inquiet ou simplement curieux de connaître la maladie.

Tout d'abord, nous examinerons certaines des informations les plus fondamentales sur le cancer de la vessie.
Nous parlerons des nombreuses formes de cancer de la vessie, de leur apparence et de ce qui les cause ou y contribue. Au moment où vous aurez terminé ce chapitre, vous aurez une bonne compréhension de la nature de la maladie.

La clé d'un traitement efficace réside souvent dans une découverte précoce. De la prise des antécédents médicaux d'un patient à la réalisation d'un examen physique en passant par des tests et des traitements supplémentaires, ce chapitre vous montrera tout ce que vous devez savoir sur le processus de diagnostic. De plus, vous acquerrez des connaissances sur la stadification du cancer, une procédure importante pour évaluer la gravité de la maladie avant de commencer le traitement.

Les traitements du cancer de la vessie ne sont pas universels. Les patients atteints de cancer disposent d'un large éventail d'options de traitement en fonction de plusieurs facteurs, notamment le type de cancer, le stade et l'état général du patient. La chirurgie, la chimiothérapie, la radiothérapie, l'immunothérapie et la thérapie ciblée ne sont que quelques-unes des options abordées dans ce chapitre. L'importance des essais cliniques pour faire progresser nos options de traitement du cancer de la vessie et la manière dont ces développements ont été mis en œuvre seront discutées.

Même si suivre une thérapie peut améliorer les chances de survie, cela n'est pas sans son lot de difficultés. De nombreux patients traités pour un cancer de la vessie signalent des effets secondaires désagréables, tels qu'une diminution de l'énergie et des nausées ou une altération du contrôle de la vessie. Les méthodes permettant de minimiser l'impact de ces effets indésirables sur votre vie quotidienne pendant et après le traitement sont abordées dans cette section.

La santé mentale, les relations et la capacité d'une personne à vaquer à ses activités quotidiennes peuvent toutes être affectées négativement par le cancer de la vessie. Dans ce chapitre, nous expliquerons comment gérer le cancer de la vessie de manière holistique, depuis la nourriture que vous mangez jusqu'aux activités auxquelles vous participez, aux personnes qui vous soutiennent émotionnellement et aux changements dans votre routine quotidienne qui peuvent faire une grande différence.

Le traitement n'est que le début du processus. En fait, pour beaucoup de gens, cela marque le début d'une nouvelle étape : la survie. À quoi s'attendre après le traitement, pourquoi il est crucial de subir des examens réguliers et comment avancer avec optimisme et force seront tous abordés.

Le traitement n'est jamais aussi efficace que la prévention. Dans ce chapitre, nous discuterons des modifications du mode de vie qui peuvent améliorer la santé de la vessie et diminuer votre risque de développer un cancer de la vessie.

Vous n'êtes pas obligé de lutter seul contre le cancer de la vessie, et la connaissance est une arme puissante. Pour vous aider dans votre cheminement, nous présenterons une multitude de ressources, telles que des groupes de soutien, des organisations, des sites Web, des livres et un glossaire de termes.

Bien qu'il existe de nombreux obstacles à surmonter dans la lutte contre le cancer de la vessie, il est possible d'y parvenir avec la bonne information, la bonne attitude et la bonne communauté. votre livre est là pour vous aider à affronter votre maladie de front en vous fournissant des orientations, des ressources et des encouragements. Notre avenir est prometteur si nous travaillons ensemble pour en apprendre davantage sur le cancer de la vessie, développer de meilleurs traitements et éliminer complètement la maladie.

Chapitre 1

Cancer de la vessie: un aperçu

Avoir un cancer de la vessie est une réalité effrayante pour des millions de personnes à travers le monde. Comprendre ce qu'est le cancer de la vessie, comment il évolue et pourquoi une identification et des soins précoces sont essentiels est essentiel pour un voyage réussi.

Cancer de la vessie : qu'est-ce que c'est ?

Le cancer de la vessie se développe à partir des cellules de la vessie, l'organe qui collecte et stocke l'urine jusqu'à son élimination. Le système urinaire, qui comprend la vessie, qui ressemble à un petit ballon creux, est responsable de l'élimination des déchets du corps. Le cancer de la vessie se développe lorsque des cellules malignes commencent à se multiplier à l'intérieur de la muqueuse de la vessie.

Sous-types de cancer de la vessie

Il n'existe pas de traitement universellement efficace contre le cancer de la vessie. Il en existe de nombreux types différents, et chacun possède son ensemble unique de caractéristiques. Le carcinome urothélial, parfois appelé carcinome à cellules transitionnelles, est la forme la plus fréquente de cancer de la vessie. La grande majorité des cancers de la vessie prennent naissance dans les cellules qui tapissent l'intérieur de la vessie.

Le carcinome épidermoïde et l'adénocarcinome sont deux autres types de cancer de la vessie beaucoup moins répandus. L'irritation ou l'inflammation chronique de la vessie, comme en témoignent les infections des voies urinaires ou l'utilisation prolongée d'un cathéter, est une cause fréquente de carcinome épidermoïde. Cependant, l'adénocarcinome est rare car la maladie se développe dans les cellules glandulaires de la vessie.

Facteurs et causes profondes du risque

Connaître les différentes causes et facteurs de risque du cancer de la vessie est important pour la détection précoce et la prévention. Bien que l'origine précise du cancer de la vessie soit inconnue, certains facteurs de risque ont été identifiés :

Le tabagisme est le facteur de risque le plus important de développer un cancer de la vessie. La fumée de tabac contient plusieurs composés qui peuvent être absorbés dans la circulation sanguine et concentrés dans l'urine, où ils peuvent endommager la vessie.

La majorité des cas de cancer de la vessie surviennent chez des adultes de plus de 55 ans et, par conséquent, le risque augmente avec l'âge.

En comparant les sexes, les hommes courent un risque plus élevé de développer un cancer de la vessie.

Les produits chimiques utilisés dans les industries du textile, du caoutchouc, du cuir et des teintures, entre autres, peuvent augmenter le risque de cancer de la vessie si les travailleurs y sont exposés au travail.

Les conditions qui irritent ou enflamment la vessie au fil du temps, telles que les infections urinaires répétées ou l'utilisation de cathéters à demeure, peuvent accroître la vulnérabilité.

La radiothérapie et certains types de chimiothérapie peuvent légèrement augmenter le risque de développer un cancer de la vessie chez les patients ayant subi ces traitements dans le passé.

Un risque plus élevé peut être présent s'il existe des antécédents personnels ou familiaux de cancer de la vessie.

Ceux qui sont conscients des causes probables et des facteurs de risque peuvent prendre des mesures pour réduire leur vulnérabilité, comme abandonner des habitudes nocives comme le tabagisme et adopter un mode de vie plus sain.

Indicateurs et signes

Comprendre les signes et symptômes du cancer de la vessie est essentiel pour une détection et un traitement précoces. Les symptômes courants comprennent :

• Hématurie (sang dans les urines).
Miction rapide
• Inconfort urinaire
Douleur dans le bas du dos

• Douleur abdominale

Manque de motivation pour manger

Si vous rencontrez l'un de ces symptômes, il est essentiel de consulter un médecin pour une évaluation approfondie, car ils peuvent également être le signe d'autres troubles affectant les voies urinaires.

Le cancer de la vessie est abordé plus en profondeur dans ce livre, ainsi que son diagnostic, ses choix de traitement, ses méthodes d'adaptation et ses réseaux de soutien. Si les gens connaissent les symptômes du cancer de la vessie et savent comment les traiter, ils seront mieux équipés pour faire face à la maladie et améliorer leur qualité de vie.

Chapitre 2

Cancer de la vessie : diagnostic et stadification

Le cancer de la vessie est diagnostiqué après une anamnèse et un examen physique approfondis du patient ainsi qu'une batterie de tests de diagnostic. La présence, le type et le stade du cancer de la vessie doivent être déterminés à ce stade pour une planification et un pronostic de traitement appropriés.

Examen et antécédents médicaux

Dans de nombreux cas, un diagnostic de cancer de la vessie commence par une anamnèse médicale approfondie et un examen physique. Vous devez vous attendre à ce qu'on vous pose des questions sur vos symptômes, vos facteurs de risque et vos antécédents familiaux de cancer lors de votre premier rendez-vous avec votre médecin. Pour rechercher des anomalies dans les organes environnants, ils procéderont également à un examen physique, qui peut impliquer un examen pelvien chez la femme et un examen rectal chez l'homme.

Tests pour détecter le cancer de la vessie

Plusieurs tests et procédures de diagnostic différents peuvent être utilisés pour confirmer ou exclure la présence d'un cancer de la vessie :

La première étape de la cytologie des voies urinaires est généralement l'examen microscopique d'un échantillon d'urine pour détecter la présence de cellules cancéreuses ou d'autres anomalies. Bien qu'utile, la cytologie urinaire ne révèle pas toujours un cancer de la vessie à ses premiers stades.

L'un des tests les plus importants pour détecter le cancer de la vessie est une procédure appelée cystoscopie. Ce test consiste à insérer un tube fin et flexible (cystoscope) équipé d'une caméra dans la vessie via l'urètre. Cela ouvre la voie au médecin pour inspecter l'intérieur de la vessie et détecter toute tumeur ou autre anomalie.

Les études des organes internes et des ganglions lymphatiques du patient, ainsi que de tout organe distant, peuvent être analysées avec un scanner, une IRM ou un échographe pour évaluer l'étendue du cancer et s'il a progressé ou non au-delà de la vessie.

Lorsque la cystoscopie ou l'imagerie révèle un endroit douteux, une biopsie est souvent réalisée pour confirmer ou infirmer le diagnostic. Lors d'une biopsie, un petit morceau de tissu vésical est prélevé pour analyse microscopique. Cette biopsie est utile pour établir un diagnostic de cancer et déterminer son sous-type.

Cancer de la vessie

Après un diagnostic de cancer de la vessie, il est essentiel de déterminer le stade de la maladie. La stadification du cancer consiste à déterminer l'étendue de la maladie et si elle s'est propagée ou non à d'autres organes. Le pronostic et le traitement ultérieur dépendent fortement d'une stadification précise.

Les tumeurs, ganglions lymphatiques et métastases (TNM) constituent l'approche standard pour la stadification du cancer de la vessie.

La taille et la propagation de la tumeur de la vessie d'origine sont évaluées au stade T (tumeur). La plage va de Ta (limité à la muqueuse de la vessie) à T4b (invasion étendue des structures voisines).

N (ganglions lymphatiques) : Détermine si le cancer s'est propagé aux ganglions lymphatiques de la région. Sans atteinte ganglionnaire (N0), l'atteinte ganglionnaire (N1, N2 ou N3) augmente.

À ce stade, nous recherchons des preuves que le cancer s'est propagé à d'autres organes (métastases). La maladie ne s'est pas propagée à d'autres parties du corps (M0), mais s'est propagée ailleurs (M1).

Selon l'ampleur de la propagation du cancer et la capacité de la paroi interne à le protéger, le cancer peut être classé comme précoce (stade 0) ou tardif (stade IV) à des fins de stadification. Les tumeurs diagnostiquées à un stade précoce du cancer de la vessie sont généralement enlevées chirurgicalement, tandis que celles à un stade ultérieur peuvent nécessiter une combinaison de traitements, notamment la chimiothérapie, la radiothérapie et l'immunothérapie.

Dans l'ensemble, des antécédents médicaux approfondis, un examen physique, des tests de diagnostic et des évaluations de stadification sont nécessaires pour diagnostiquer et classer correctement le cancer de la vessie. Pour améliorer les chances de succès du traitement et de survie à long terme, un diagnostic précoce et précis est crucial.

chapitre 3

Options de traitement du cancer de la vessie

Des facteurs tels que le type de maladie, le stade de la maladie, l'état de santé général du patient et ses préférences jouent tous un rôle dans le traitement du cancer de la vessie. Pour lutter correctement contre cette maladie, une stratégie de traitement complète peut généralement intégrer plusieurs méthodes. Dans cet article, nous examinerons toutes les différentes manières de traiter le cancer de la vessie.

1. Chirurgie

Selon le stade et le degré de la maladie, diverses interventions chirurgicales peuvent être utilisées pour traiter le cancer de la vessie.

• Résection transurétrale d'une tumeur de la vessie (TURBT) : un cystoscope placé via l'urètre est couramment utilisé pour éliminer les tumeurs non invasives dans le cancer de la vessie à un stade précoce. Le potentiel de diagnostic et de stadification de cette technique mini-invasive est également exploré.

Lorsque le cancer de la vessie est localisé à un endroit, un chirurgien peut retirer cette zone de la vessie tout en laissant le reste de la vessie intact et fonctionnel.

Dans les cas plus graves, un chirurgien peut choisir de retirer la vessie dans son intégralité, une procédure connue sous le nom de cystectomie radicale. Dans certains cas, une dérivation urinaire (conduit iléal ou néovessie) peut être nécessaire pour ce traitement.

2. Chimiothérapie

La chimiothérapie peut être injectée par voie intraveineuse (IV) ou insérée directement dans la vessie (chimiothérapie intravésicale). La chimiothérapie peut être utilisée comme traitement principal du cancer de la vessie avancé ou métastatique, en complément ou à la place de la chirurgie.

3. Radiothérapie thérapeutique

La radiothérapie consiste à exposer les cellules cancéreuses aux rayons X ou à d'autres formes de rayonnement à haute énergie pour les tuer. Il peut être utilisé seul ou en association avec d'autres thérapies. La radiothérapie interne (curiethérapie) consiste à insérer des matières radioactives dans la vessie plutôt que d'utiliser un faisceau externe pour traiter la vessie.

4. Immunothérapie

L'immunothérapie intravésicale, dans laquelle des médicaments comme le Bacillus Calmette-Guérin (BCG) sont injectés dans la vessie pour traiter le cancer de la vessie non invasif, est largement utilisée. Les inhibiteurs de points de contrôle (par exemple, le pembrolizumab, le mépolizumab) ont montré leur potentiel dans le blocage des protéines qui empêchent les cellules immunitaires d'attaquer les cellules cancéreuses et donc dans le traitement du cancer de la vessie avancé.

5. Traitement ciblé

Les médicaments utilisés en thérapie ciblée sont développés pour s'attaquer aux anomalies moléculaires sous-jacentes du cancer. Dans les cas où la chimiothérapie standard n'a pas réussi à contrôler la maladie, des traitements ciblés ont été approuvés pour le traitement du cancer de la vessie avancé.

6. Nouveaux traitements et études humaines

Les options de traitement du cancer de la vessie s'améliorent constamment grâce aux recherches et aux essais cliniques en cours. Les essais cliniques sont un moyen d'accéder à de nouveaux médicaments, dont certains peuvent être plus bénéfiques ou avoir moins d'effets négatifs que les soins standards. Le personnel médical de votre établissement peut vous aider à identifier les choix potentiels en matière d'essais cliniques.

7. Des soins qui encouragent

Le confort et la qualité de vie des patients sont prioritaires pendant le traitement du cancer de la vessie avec l'aide de soins de soutien. Le bilan émotionnel de la maladie et du traitement peut être atténué avec l'aide de professionnels dans les domaines de la gestion de la douleur, de la nutrition et de la psychologie.

8. Soins palliatifs et médecine palliative

Les patients atteints d'un cancer de la vessie avancé constituent une cible privilégiée du traitement palliatif en raison de la gravité de leur état. Les principaux objectifs de ce traitement sont la gestion des symptômes, la réduction de la douleur et l'amélioration de la qualité de vie globale du patient.

Le stade et le grade de votre cancer de la vessie, ainsi que votre état de santé général et vos préférences personnelles, joueront tous un rôle dans la détermination du meilleur traitement. Les urologues, les oncologues, les radiothérapeutes et les infirmières ne sont que quelques-uns des membres de l'équipe de soins qui travaillent en étroite collaboration avec les patients pour élaborer des programmes de traitement individualisés.

En conclusion, le traitement du cancer de la vessie est un sujet en évolution avec une grande variété d'approches qui peuvent être adaptées pour répondre aux besoins de chaque patient. Pour lutter efficacement contre le cancer de la vessie et améliorer les résultats à long terme, les patients doivent collaborer étroitement avec les prestataires de soins de santé pour prendre des décisions éclairées sur la stratégie de traitement optimale.

Chapitre 4

Traitement du cancer de la vessie : faire face aux effets indésirables

Bien qu'utile pour guérir la maladie, le traitement du cancer de la vessie provoque fréquemment plusieurs effets secondaires désagréables qui peuvent compromettre la qualité de vie du patient. Pour obtenir le meilleur résultat potentiel et un bien-être général pendant et après le traitement, il est crucial de comprendre et de gérer de manière proactive ces effets indésirables.

Effets négatifs du traitement du cancer de la vessie

Altérations de la fonction urinaire Les altérations de la fonction urinaire comptent parmi les effets indésirables les plus souvent signalés lors du traitement du cancer de la vessie. L'adaptation à de nouvelles habitudes de miction ou à la nécessité d'une dérivation urinaire après une intervention chirurgicale est courante. Les patients subissant une thérapie intravésicale ou une radiothérapie peuvent ressentir une urgence, une fréquence et un inconfort urinaires.

Faiblesse : La fatigue est une réaction courante au traitement du cancer. La chimiothérapie et la radiothérapie sont deux situations dans lesquelles cela peut devenir très visible. Garder une alimentation saine, boire suffisamment d'eau et faire de l'exercice léger lorsque vous le pouvez sont d'excellents moyens de lutter contre la lassitude.

Les nausées et les vomissements sont des effets secondaires courants des médicaments de chimiothérapie. Des médicaments pour traiter ces symptômes peuvent être prescrits par votre professionnel de la santé. Manger des repas légers et fréquents peut également être bénéfique.

L'inconfort et la douleur sont des effets secondaires possibles de la chirurgie ou de la radiothérapie. Des stratégies de gestion de la douleur, telles que des médicaments ou une thérapie localisée, peuvent être suggérées par votre équipe médicale. Discuter honnêtement de votre niveau de douleur avec vos prestataires de soins leur permet de mieux adapter leurs soins à vos besoins.

La radiothérapie du bassin a été associée à des changements dans les habitudes intestinales, comme la diarrhée et la constipation. Une alimentation riche en fibres et boire beaucoup d'eau peuvent aider à gérer les symptômes. Il est important de parler à votre équipe soignante avant d'utiliser des médicaments en vente libre, même s'ils promettent de soulager vos symptômes.

L'irritation ou la sensibilité de la peau dans la zone traitée est un effet secondaire potentiel de la radiothérapie externe. Vous pouvez réduire les effets indésirables liés à la peau en utilisant des produits de soin doux et en suivant les conseils de votre médecin.

Les effets psychologiques et émotionnels d'un diagnostic et d'un traitement contre le cancer ne peuvent être sous-estimés. Il n'est pas rare d'éprouver des émotions comme l'inquiétude, la tristesse et la terreur. Des conseils, une thérapie ou l'adhésion à un groupe de soutien peuvent être très utiles dans des moments comme ceux-ci.

Méthodes d'adaptation et de consolation

Le traitement médical et les soins personnels sont tous deux nécessaires à la gestion des symptômes pendant le traitement du cancer de la vessie.

L'honnêteté et l'ouverture dans la communication avec votre personnel de santé sont essentielles. Ils doivent connaître vos effets secondaires afin de pouvoir ajuster votre traitement et vous prodiguer les soins dont vous avez besoin.

Le maintien de l'énergie, les nausées et la régularité des selles sont tous facilités par une alimentation saine. Si vous avez besoin de conseils précis sur quoi manger, consultez un nutritionniste.

Il est essentiel de maintenir un apport hydrique adéquat, surtout si vous ressentez des étourdissements, des nausées ou des vomissements. Votre professionnel de la santé doit être consulté concernant votre consommation de liquides, car il peut y avoir des restrictions associées à votre traitement.

N'ayez pas honte de demander de l'aide si vous souffrez. Votre personnel soignant peut vous suggérer des médicaments ou d'autres méthodes pour soulager votre douleur.

Faire de l'exercice : des activités légères et à faible impact comme la marche ou le yoga sont d'excellents moyens de lutter contre la lassitude et de se sentir mieux en général. Avant de commencer tout nouveau programme d'entraînement, il est important d'obtenir l'accord de votre médecin.

Il est essentiel de s'attaquer aux effets psychologiques du traitement du cancer de la vessie. Participez à une thérapie, à des conseils ou à un groupe de soutien. Il est souvent utile de parler de ce que vous ressentez avec les personnes qui vous sont chères.

La radiothérapie peut provoquer une irritation cutanée, il est donc important d'utiliser les produits et méthodes recommandés par votre médecin si vous ressentez un inconfort.

Les soins palliatifs sont un type de soins médicaux visant à soulager les souffrances des patients atteints de maladies en phase terminale, telles que le cancer de la vessie avancé.

Gardez à l'esprit que les réactions aux médicaments peuvent varier d'un patient à l'autre et que ce qui aide certains peut nuire à d'autres. Il est essentiel de collaborer étroitement avec votre équipe de soins pour créer un plan spécialisé de traitement des effets secondaires qui tient compte de vos besoins et de votre situation spécifiques.

faire face aux effets secondaires liés au traitement constitue une partie importante du processus de soins contre le cancer. Les patients peuvent mieux gérer leur thérapie et maintenir leur qualité de vie tout en luttant contre le cancer de la vessie s'ils anticipent et demandent de l'aide pour surmonter ces obstacles.

Chapitre 5

Survie en cas de cancer de la vessie

Un diagnostic de cancer de la vessie peut modifier profondément la vie d'une personne, mais il ne détermine pas nécessairement son identité ou ses perspectives d'avenir. Vous pouvez continuer à vivre pleinement tout en étant atteint de cette maladie si vous avez accès aux ressources, aux connaissances et à l'attitude dont vous avez besoin.

Régime nutritionnel

Pendant et après le traitement du cancer de la vessie, une alimentation saine et équilibrée est essentielle à votre santé et à votre bien-être. En raison du risque d'effets secondaires liés au traitement sur l'appétit et la digestion, voici quelques considérations alimentaires à garder à l'esprit :

Rester hydraté est particulièrement important après une intervention chirurgicale ou en cas de changement dans vos habitudes urinaires, alors assurez-vous de boire beaucoup de liquides. Discutez avec vos prestataires de soins de santé de vos besoins individuels en matière de consommation de liquides.

Les grains entiers, les fruits et les légumes sont d'excellents exemples d'aliments riches en fibres qui peuvent vous aider à contrôler les mouvements gastro-intestinaux. Une alimentation riche en fibres peut aider à lutter contre la diarrhée et la constipation.

Protéines maigres : Consommez des sources de protéines maigres, notamment du poulet, du poisson, des haricots et du tofu, pour faciliter la réparation et l'entretien des muscles.

La caféine, l'alcool et les repas épicés ne sont que quelques exemples d'irritants vésicaux qui devraient être évités. Pensez à réguler ou à éviter les irritants et à prêter attention à la façon dont votre corps réagit à divers aliments.

Pensez à rencontrer une diététicienne qualifiée pour des conseils nutritionnels personnalisés qui tiennent compte de vos besoins individuels et des éventuelles contraintes imposées par votre parcours de traitement.

Santé et remise en forme

Rester actif et prendre soin de sa santé est essentiel pour faire face au cancer de la vessie et à ses symptômes.

Exercices à faible impact : des activités comme la marche, le yoga et la natation sont d'excellents exemples d'exercices légers et à faible impact qui peuvent vous aider à vous sentir mieux de plusieurs manières. Avant de commencer tout nouveau programme d'entraînement, il est important d'obtenir l'accord de votre médecin.

Gestion de l'anxiété Obtenir un diagnostic de cancer peut être traumatisant. La pleine conscience, la méditation et le recours à des groupes de soutien sont autant de stratégies pour gérer le stress et conserver une perspective saine.

Dormez suffisamment pour aider votre corps à se réparer et à se rajeunir. Créez un espace de détente pour dormir et respectez une routine régulière au coucher.

Encouragement psychologique et émotionnel

Le cancer de la vessie peut avoir des effets psychologiques dévastateurs. Il est crucial de chercher de l'aide :

Thérapie et conseil : si vous prévoyez ressentir de l'anxiété, du désespoir ou tout autre problème émotionnel au cours de votre voyage, vous souhaiterez peut-être explorer ces options.

Rejoindre un groupe de soutien pour personnes atteintes d'un cancer de la vessie est un excellent moyen de rencontrer des personnes qui comprennent ce que vous vivez et de recevoir des encouragements et des conseils.

Gardez les lignes de communication ouvertes et honnêtes avec ceux qui vous sont chers. Si vous parlez à vos proches de ce que vous ressentez, ils peuvent vous aider à apaiser vos inquiétudes.

Changements de mode de vie

Des ajustements à votre routine peuvent être nécessaires en cas de cancer de la vessie :

Si vous avez subi une intervention chirurgicale ou un traitement qui a modifié votre fonction urinaire, vous devrez peut-être apprendre à faire les choses différemment. Prenez votre temps pendant que vous découvrez comment vous adapter à ces modifications.

Maintenir une excellente hygiène de la vessie est important pour prévenir les infections des voies urinaires (IVU) et autres problèmes liés à la vessie. Buvez toujours beaucoup d'eau et allez fréquemment aux toilettes.

Assistez à tous les rendez-vous de suivi prévus avec votre médecin afin qu'il puisse suivre vos progrès et gérer tout problème dès que possible.

Connexions et coup de main

La gestion du cancer de la vessie n'est pas quelque chose que vous devez faire seul. Comptez sur votre communauté pour vous aider :

Parlez à vos proches de ce que vous désirez et de ce qui vous inquiète. Ils ont l'intention d'être là pour vous et de vous offrir de l'aide tout au long de cette étape.

Si vous avez la chance d'avoir un soignant, il est impératif que vous lui fournissiez les ressources et l'assistance nécessaires. Ils peuvent bénéficier de la participation à un groupe de soutien ou de parler à un thérapeute, car prodiguer des soins peut être éprouvant sur le plan émotionnel.

Force et optimisme

Malgré les difficultés, de nombreuses personnes ayant reçu un diagnostic de cancer de la vessie continuent de vivre une vie heureuse et productive. Gardez à l'esprit qu'il existe aujourd'hui plus que jamais de meilleures options et de meilleurs résultats en matière de traitement. Si vous voulez un avenir meilleur et plus sain, vous devez garder espoir et résilience.

Dans l'ensemble, une approche holistique qui donne la priorité à la santé physique et mentale ainsi qu'à l'amour et au soutien des amis et de la famille est nécessaire pour vivre avec un cancer de la vessie. Vous pouvez garder votre optimisme et votre détermination face au cancer de la vessie en étant proactif concernant votre alimentation, en maintenant un mode de vie sain, en obtenant un soutien émotionnel et en restant en contact avec votre équipe de soins.

Chapitre 6

Taux de survie et surveillance à long terme après un traitement contre le cancer de la vessie

Même si vaincre le cancer de la vessie constitue une victoire majeure, le parcours de votre vie est loin d'être terminé. Pour garantir votre santé durable et surveiller toute éventuelle récidive ou complication après le traitement, il est crucial de prêter attention à la survie et aux soins de suivi.

Suivi dans la vie quotidienne

L'ajustement et l'introspection sont courants après un traitement pour le cancer de la vessie. Les sentiments de détente, d'appréciation, de doute et même de peur sont autant de réactions possibles. Voici quelques éléments importants à prendre en compte au début de votre vie après le traitement : Votre équipe soignante planifiera des rendez-vous de suivi à intervalles réguliers pour vérifier vos progrès et évaluer votre état de santé dans son ensemble. Lors de ces visites, vous pouvez poser des questions, exprimer vos préoccupations et faire effectuer toute imagerie ou test nécessaire. La complexité émotionnelle post-traitement fait de leur gestion une priorité. L'anxiété, le désespoir ou la peur d'une récidive sont courants chez les survivants du cancer. Une thérapie, des conseils ou la participation à un groupe de soutien peuvent vous aider à gérer ces sentiments. Troisièmement, modifiez votre mode de vie pour améliorer votre santé en mangeant mieux, en faisant plus d'exercice et en abandonnant les mauvaises habitudes comme le tabac. Votre santé et votre bien-être dans leur ensemble pourraient bénéficier de ces ajustements. Le maintien d'une bonne hygiène de la vessie réduit le risque d'infections des voies urinaires (IVU) et d'autres problèmes liés à la vessie. Continuez à boire de l'eau, à aller fréquemment aux toilettes et à faire tout ce que votre médecin vous dit de faire.

Surveillance et contrôles réguliers

Les soins après la fin du traitement du cancer de la vessie sont vitaux. Votre équipe soignante créera un plan unique pour votre traitement de suivi en fonction de vos besoins individuels. Cette stratégie comprend
1. Tests physiques : tests physiques de routine, en particulier examens pelviens, pour suivre tout symptôme ou changement. Cystoscopie

2. examens de routine par cystoscopie pour visualiser l'intérieur de la vessie et rechercher une récidive. Ces contrôles peuvent être programmés à des intervalles variables en

fonction de vos besoins spécifiques. Troisièmement, des examens d'imagerie périodiques, notamment des tomodensitogrammes, des IRM ou des échographies, peuvent être effectués pour évaluer les voies urinaires et les organes voisins, en fonction de votre stade et des facteurs de risque.

4.Analyses d'urine : analyses d'urine de routine pour détecter des anomalies, telles que des cellules cancéreuses sont effectuées.

5.Analyses sanguines : analyses de sang pour évaluer l'état de santé général et identifier un dysfonctionnement des reins ou d'autres organes.

6. Biopsies : Parfois, votre médecin voudra confirmer ou exclure la présence de cellules malignes en prélevant un échantillon de tissu.

Bien-être et mode de vie

Les survivants du cancer de la vessie doivent se concentrer sur plus qu'un simple suivi médical pour s'améliorer :

1.Nutrition : Maintenir un régime alimentaire qui met l'accent sur une variété de produits colorés, de viandes maigres et de grains entiers. Si vous avez des questions ou des préoccupations nutritionnelles, vous devriez en parler à un nutritionniste. Maintenir la force musculaire, augmenter la vitalité et favoriser le bien-être général nécessitent une activité physique fréquente. Avant de commencer tout nouveau programme d'entraînement, il est important d'obtenir l'accord de votre médecin. Pour garder votre esprit et votre cœur en bonne forme, essayez des activités anti-stress comme le yoga, la méditation ou une alimentation consciente. 4. Si vous fumez, arrêter est l'une des meilleures choses que vous puissiez faire pour votre santé à long terme et pour réduire le stress. probabilité que le cancer réapparaisse.

Anxiété récidivante

Une préoccupation commune à ceux qui ont vaincu le cancer de la vessie est sa réapparition. Il est humain de s'inquiéter, mais il est essentiel de trouver un juste milieu entre s'inquiéter et vivre. Parlez de vos peurs à vos prestataires de soins de santé et voyez s'ils peuvent vous recommander des ressources pour vous aider à faire face, comme des exercices de pleine conscience ou des conseils.

La résilience, l'espoir et une attention constante à ses propres besoins sont les caractéristiques du chemin vers la survie après un traitement contre le cancer de la vessie. Vous pouvez affronter le monde avec confiance et optimisme en tant que survivant du cancer de la vessie en vous engageant activement dans un suivi régulier, en gardant un mode de vie sain et en répondant à vos besoins émotionnels et psychologiques. Votre personnel de santé et votre système de soutien sont là pour vous aider à chaque étape du processus, alors ne vous sentez pas seul.

Chapitre 7

Réduire les risques de cancer de la vessie et le prévenir

Bien que plusieurs facteurs puissent augmenter votre risque de développer un cancer de la vessie, vous pouvez également prendre certaines mesures pour améliorer la santé de votre vessie et réduire ce risque. Vous pouvez réduire vos risques de contracter cette maladie en prenant des mesures préventives.

1. La fumée de tabac contient des produits chimiques qui sont absorbés dans la circulation sanguine puis expulsés dans l'urine, exposant ainsi la vessie à ces produits chimiques. La principale méthode pour réduire le risque de cancer de la vessie consiste à arrêter de fumer. Obtenez de l'aide d'un programme de sevrage tabagique ou d'un

expert médical si vous avez du mal à vous débarrasser de cette habitude.

2. Éloignez-vous des produits chimiques potentiellement dangereux

Les produits chimiques utilisés dans les industries du textile, du cuir, du caoutchouc et de la teinture ont été associés à un risque élevé de cancer de la vessie chez les travailleurs de ces domaines. Le respect des pratiques de sécurité, l'utilisation d'un équipement de protection et le respect des directives de sécurité sur le lieu de travail peuvent réduire votre exposition aux produits chimiques nocifs au travail.

3. Continuez à boire de l'eau

Rester suffisamment hydraté peut réduire votre risque de cancer de la vessie en réduisant la concentration de substances cancérigènes possibles dans votre urine. Maintenez un apport d'hydratation sain tout au long de la journée. Une consommation d'eau adéquate est liée à une meilleure santé générale.

4. Nutrition et régime

Les vitamines, les minéraux et les antioxydants contenus dans une alimentation riche en fruits et légumes aident à maintenir la santé générale et peuvent réduire le risque de développer un cancer de la vessie. Certaines recherches suggèrent que les repas riches en antioxydants, tels que ceux riches en vitamine C et en bêta-carotène, ont des effets protecteurs. Vous pouvez obtenir ces nutriments essentiels en mangeant une grande variété de fruits et légumes de différentes couleurs.

Réduisez votre consommation d'alcool.

On pense que le risque de développer un cancer de la vessie augmente parallèlement à la consommation d'alcool. Une consommation modérée d'alcool, conforme aux recommandations de consommation sécuritaire, est encouragée.

Prenez soin de votre poids6.
Un risque accru de développer un cancer de la vessie a été associé à l'obésité et au surpoids. Visez un poids santé en mangeant bien et en restant actif régulièrement. Maintenir un poids santé est crucial non seulement pour éviter le cancer de la vessie, mais aussi pour vivre une vie longue et heureuse.

Infections urinaires constantes : 7. Traitement

Un risque plus élevé de développer un cancer de la vessie, et en particulier un carcinome épidermoïde, a été associé à des antécédents d'infections des voies urinaires (IVU) chroniques ou récurrentes. Une bonne hygiène, un apport hydrique adéquat et des mictions fréquentes sont tous recommandés pour réduire le risque d'infections urinaires. Discutez avec votre médecin des options de traitement et des moyens d'éviter de futures infections si vous souffrez d'infections urinaires récurrentes.

8. Examens de santé programmés

La détection du cancer de la vessie à un stade précoce et plus curable peut être facilitée par des examens médicaux de routine. Parlez à votre médecin si vous vous inquiétez des conséquences potentielles sur la santé de variables telles que le tabagisme ou l'exposition à des produits chimiques dans votre passé. Ils peuvent vous fournir des recommandations spécifiques sur les tests et les précautions à prendre. Bien que certains facteurs de risque de cancer de la vessie, tels que l'âge, le sexe et les antécédents familiaux, soient hors de votre contrôle, vous pouvez prendre des mesures pour réduire considérablement ce risque. Vous pouvez réduire considérablement votre risque de développer un cancer de la vessie en faisant des choix de vie sains, notamment en arrêtant de fumer, en réduisant votre exposition aux produits chimiques toxiques, en buvant beaucoup d'eau, en adoptant une alimentation équilibrée et en faisant régulièrement de l'exercice. Une détection précoce et une intervention rapide, si nécessaire, dépendent d'examens réguliers et de discussions ouvertes avec votre professionnel de la santé. Gardez toujours à l'esprit que la meilleure façon de garantir la santé de votre vessie et votre santé générale consiste à prendre des mesures préventives.

Conclusion

Les connaissances, l'identification précoce et une prise en charge agressive peuvent aider les personnes atteintes d'un cancer de la vessie à affronter cette maladie difficile et complexe avec force et optimisme. Les nombreux aspects du cancer de la vessie ont été abordés dans ce livre, depuis les origines et le diagnostic de la maladie jusqu'aux traitements possibles, aux effets secondaires, à la survie et aux stratégies préventives.

La première étape dans le traitement d'une maladie consiste à bien comprendre ce qui la cause. Bien que tout le monde soit à risque de développer un cancer de la vessie, ceux qui fument, ceux qui travaillent dans certains environnements et ceux qui ont des antécédents familiaux de la maladie courent un risque plus élevé. Un traitement rapide nécessite un diagnostic rapide, qui peut être obtenu grâce à des procédures de diagnostic telles que des analyses d'urine, une cystoscopie et des études d'imagerie.

La chirurgie, la chimiothérapie, la radiothérapie, l'immunothérapie et la thérapie ciblée ne sont que quelques-unes des possibilités de traitement du cancer de la vessie. Le type de cancer, le stade du cancer et l'état général du patient jouent tous un rôle dans la détermination du meilleur traitement. La qualité de vie pendant et après le traitement peut être améliorée en prenant des mesures pour gérer les effets secondaires liés au traitement et en adoptant un mode de vie sain.

La survie est une étape à part entière dans la lutte contre le cancer de la vessie. Le maintien de la santé mentale et psychologique et l'adaptation à la possibilité d'un changement dans la fonction urinaire font tous partie de ce processus de suivi. Pour profiter pleinement de la vie après un cancer de la vessie, il est important de demander l'aide de professionnels de la santé, de thérapeutes, de groupes de soutien et de proches.

Les individus peuvent réduire leur risque de contracter un cancer de la vessie grâce à l'utilisation de techniques de prévention et de réduction des risques. Des mesures proactives peuvent considérablement minimiser l'incidence de cette maladie, notamment en arrêtant de fumer, en limitant l'exposition à des produits chimiques dangereux, en restant hydraté, en ayant une alimentation équilibrée et en traitant les infections persistantes de la vessie.

Bien qu'il existe de nombreux obstacles à surmonter lorsqu'on traite le cancer de la vessie, la maladie peut toujours être traitée avec la bonne attitude, un système de soutien solide et une connaissance approfondie de la maladie. Ce livre est un ami utile dans votre lutte contre le cancer de la vessie, vous fournissant des informations, des orientations et des encouragements. Nos efforts collectifs mèneront peut-être un jour à un monde où le cancer de la vessie sera pleinement compris, traité avec succès et finalement vaincu.

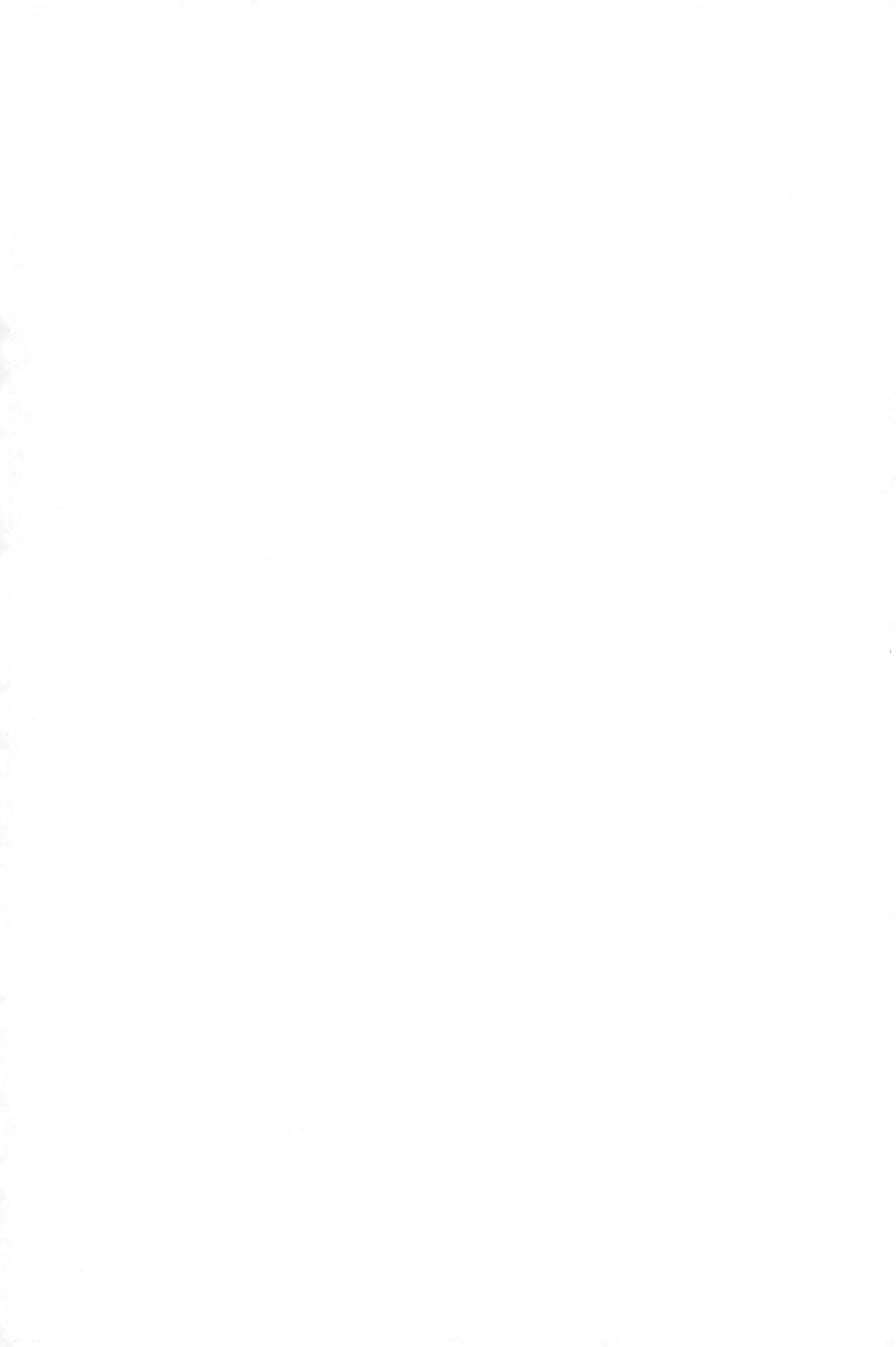